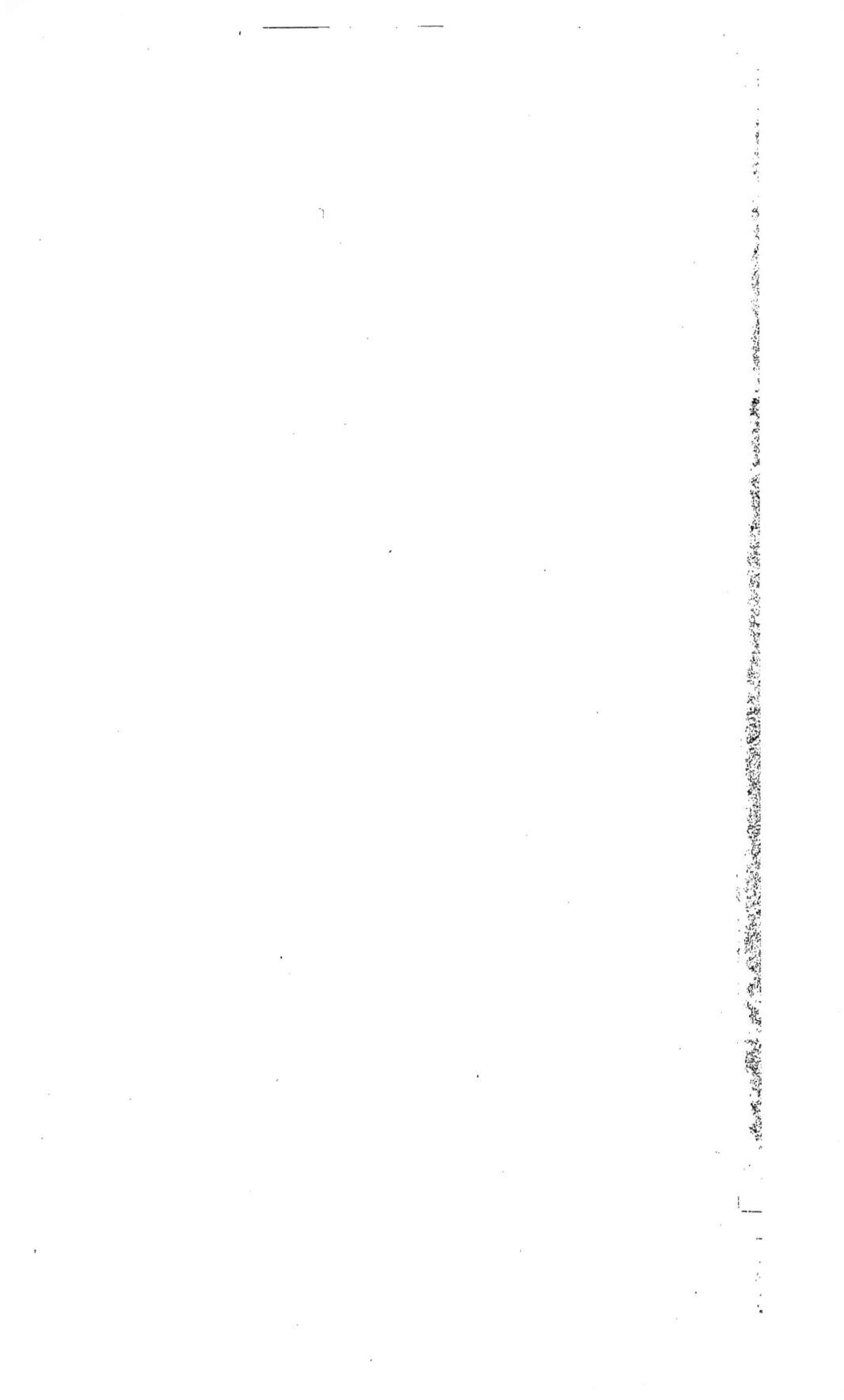

CONGRÈS PÉRIODIQUE

DE

GYNÉCOLOGIE, OBSTÉTRIQUE ET PÆDIATRIE

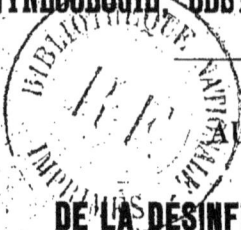

AU SUJET

DE LA DÉSINFECTION EN GÉNÉRAL

ET

DE SES APPLICATIONS A L'OBSTÉTRIQUE

PAR

Le Docteur F. SEDAN

Médecin-Major de 1" Classe, en retraite
Chevalier de la Légion d'honneur

— Imprimerie Barlatier. Marseille, Octobre 1898.

AU SUJET

DE

LA DÉSINFECTION EN GÉNÉRAL

ET DE

SES APPLICATIONS A L'OBSTÉTRIQUE

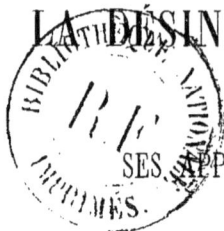

———— ᴧᴧᴧᴧ ————

Je n'ai la prétention d'apprendre à personne que la désinfection médicale, est l'une des plus fécondes conséquences des théories microbiennes, qu'elle constitue une branche
absolument nouvelle de l'hygiène, et qu'elle est en outre,
toute faite de minutieux détails ; mais, je trouve en cela
autant de raisons qui expliquent que, surmené, retenu,
par mille questions aussi intéressantes les unes que les
autres, le corps médical, accepte à son sujet, et sans les
discuter les idées qui ont cours dans les sphères officielles·
Entendant d'autre part les protestations unanimes de ceux
qui ont eu à subir les procédés admis, contraints de savoir
au moins pour ouï dire, que certains spécialistes affirment
être dans le vrai en sortant des sentiers battus, les médecins dis-je, hésitants, déconcertés, si non sceptiques, ne
savent plus que croire, que conseiller. C'est de cette situation, et de l'évidente nécessité d'une rigoureuse mise au
point, qu'est née la présente note.

Il y a quelques semaines je communiquais au congrès de
la tuberculose, les expériences sur lesquelles je me base,
pour affirmer et prouver que la désinfection médicale est un
véritable bienfait, et qu'elle le sera d'autant plus, qu'elle
sera plus connue et plus scientifiquement pratiquée. Chacun

peut en interpréter l'exposé à sa manière, elles n'en constituent pas moins des faits intangibles, desquels on a d'autant plus le droit de parler ici, que les témoins de ces épreuves sont tous présents si non dans cette enceinte, du moins à Marseille (1).

Aujourd'hui, je m'adresse à des Accoucheurs, et m'engageant à justifier mes promesses, je puis leur dire qu'il y a quelque chose de nouveau dans la médecine préventive, que nous avons des moyens de conférer la sécurité, l'innocuité, non seulement à l'entourage immédiat du malade dangereux, mais à ceux qui se serviraient de ses linges, de ses vêtements, ou habiteraient les locaux où il pourrait avoir résidé, ce qui est capital, en matière hospitalière surtout.

Grâce au zèle des accoucheurs, des sages-femmes, les cas de propagation de l'infection puerpérale diminuent de plus en plus, dans la pratique urbaine, il en est de même, bien que dans une proportion moindre, dans les hôpitaux ; sur ces deux terrains nous sommes sûrs de nos résultats,

_____

(1) A ces expériences si nettes, si précises, et dans un esprit où l'on aimerait à ne retrouver que l'intérêt de la science ou le souci de la vérité, on a essayé d'opposer les rapports faits il y a 18 mois sur deux épreuves dirigées par moi-même devant le Comité de perfectionnement de la ville de Paris. Mais là, outre que j'ai dû subir l'invraisemblable programme de la ville de Paris, où l'on doit stériliser des cultures en tubes bouchés à l'ouate, et des cultures liquides en profondeur, j'ai dû accepter les horaires imposés par M. Trillat, — j'ai en mains la preuve écrite de ce que j'avance.

Plus tard, les belles études de M. Rietch, mes propres travaux, me les ont fait abandonner, et l'exposé suivant suffira à éclairer mes confrères.

Formule de la première expérience de Paris :

1 litre pour 200^{m3},25 minutes de vaporisation, 1 h. 1/2 de contact.

Formule de la deuxième expérience de Paris :

1 litre pour 150^{m3},35 minutes de vaporisation, 2 h. 50 de contact.

Formule définitive la plus généralement usitée et qui a servi aux expériences de la tuberculose :

1 litre pour 100^{m3}, vaporisation en totalité, 8 h. de contact

Nous ne croyons pas utile de conclure et nos confrères jugeront s'il est scientifique soyons poli) d'assimiler les deux ordres de faits et d'essayer de démolir l'un par l'autre, alors qu'il était si simple d'accepter la preuve que j'offrais et de me prendre ainsi au mot.

nous les prouvons, les prouvons chaque fois, et nous ne laissons aucune objection sans réponse : acceptant tous les contrôles. Tout d'abord, je demande la permission, mes chers confrères, de définir la désinfection, de dire quelles variétés elle comporte, de quelle manière les documents officiels nous la font connaître, et quelles pratiques ils préconisent.

« La désinfection médicale est l'ensemble des mesures capables d'anéantir sûrement et définitivement les bacilles pathogènes, provenant d'un foyer infectieux, cela partout où les germes peuvent se trouver, sans en excepter l'air dont ils sont entourés et qu'ils ont forcément contaminé. » Les théories microbiennes si évidentes pour nous, ne sont pas encore entrées dans les convictions du grand public qui subit les désinfections, plutôt qu'il ne les désire, et, le médecin a fort à faire pour les vulgariser. Qu'en sera-t-il si lui-même n'a pas la foi ! ! ! Recherchons donc les moyens de la lui donner.

La définition qui précède trace suffisamment le programme de ce que doivent être les modes de désinfection pour qu'il soit utile d'y insister. Toutefois il faut préciser surtout, que les moyens à choisir doivent être sans danger pour ceux qui les appliquent, ou ceux à la portée desquels ils peuvent éventuellement se trouver ; ils ne doivent être ni explosibles ni inflammables, et ne doivent pas nécessiter de spécialiste pour leur mise en œuvre.

Ceci posé, voyons quels sont les procédés prescrits par le Conseil central d'hygiène ?

Il y en a trois : le sublimé et le soufre pour les locaux, l'Etuve pour le surplus. Les villes et l'armée doivent se servir du sublimé en pulvérisations pour la désinfection de leurs locaux : le pulvérisateur Geneste-Herscher est recommandé.

Ce qui précède ne laisse aucun doute au sujet de l'insuffisance de ce moyen qui emploie un liquide, qui n'agirait, tout au plus que sur ce qu'il toucherait, un liquide éminemment toxique (deuxième tare) et un liquide enfin *notoirement impuissant*.

Veuillez écouter ce qu'écrit à son sujet M. le professeur Vallin, membre de l'Académie de médecine et du Conseil d'hygiène de la Seine.

Veuillez surtout ne pas perdre de vue que la solution utilisée par l'armée, les villes, Paris compris, et les lazarets est titrée au 1000me.

« Enfin nous avons dit que si la solution simple de sublimé au 1/1000me coagule la périphérie des crachats, et leur laisse leur virulence aux parties centrales, il n'en est pas de même, etc., etc. » (*Revue d'hygiène*, 20 juillet, page 582).

La citation est textuelle et établit sans discussion possible, que même en baignant, je répète en immergeant un bacille relativement peu résistant dans la solution de sublimé au 1/1000me, on n'atteint que sa périphérie sans anéantir sa virulence. Nous n'avons jamais dit autre chose, et c'est là une donnée aujourd'hui indiscutée, qui ne doit pas être perdue pour les accoucheurs au point de vue spécial de l'antisepsie réelle de leurs malades.

Mais pour la désinfection, quel secours peut-on attendre de ce même liquide, reconnu impuissant en bains, alors qu'il devra agir sur les espèces les plus réfractaires, dissimulées de tous côtés et cela avec les aléas d'une pulvérisation qui (même bien faite) atteindra à peine la 10me partie de la surface qui a pu être infectée !!! Cette constatation explique la résistance de certaines épidémies ; leurs retours offensifs, nous n'avons pas à nous en occuper ici.

On préconise en ce moment la solution salée de sublimé au 2 p. 1000. Le danger de son maniement est extrême, les conséquences de son emploi peuvent être redoutables et inutiles d'ailleurs, puisqu'il est avéré que, même avec cette dose périlleuse, on n'agira ni sur l'air ni sur les poussières, ni rien enfin de ce qui n'aura pas été en contact direct avec le liquide : l'on doit bien penser en outre que les poussières qui véhiculeront ultérieurement ce produit desséché, seront désastreuses pour la santé des habitants du local et dans la crainte d'un mal, ils tomberont dans une pire, puisqu'ils auront encore, vivants et dangereux, leurs microbes inaccessibles au contact du désinfectant, et qu'ils auront en plus les poussières mercurielles !!! Sont-ce là des faits ou du verbiage ?

Peut-être, pour remédier à tant de défectuosités, recourrez-vous au soufre ; écoutez ce que dit à son sujet M. le professeur Proust, à la page 128 de ses conférences (Masson, éditeur) :

« La désinfection par l'acide sulfureux ne doit être considérée que comme un pis-aller, elle ne parvient pas à désinfecter les étoffes, tentures et objets mobiliers, etc., etc.» et plus loin : « Nous en indiquerons néanmoins l'emploi, puisqu'il vaut mieux certainement la pratiquer que de ne rien faire, lorsqu'on n'a pas d'autre procédé à sa disposition ! »

Vous voyez qu'après cette lecture, tout commentaire en affaiblirait la portée.

Voilà pour les surfaces, les locaux, pour le surplus l'autorité sanitaire préconise l'étuve à vapeur.

Certainement, elle peut servir théoriquement à stériliser la literie ; elle l'abime il est vrai, et par les altérations qu'elle fait subir au matériel, elle fait redouter la désinfection, mais de cela nous n'avons pas à nous inquiéter. Toutefois et après mes essais personnels, j'ai écrit, dit et répété, cela au grand scandale de mon entourage scientifique, que l'étuve était infidèle, extrêmement difficile à manier, et en tous cas absolument incapable de rendre le moindre service dans les établissements ou les petites localités où l'on s'est plu à les multiplier. Or voici que le dernier numéro de la *Revue d'Hygiène* nous apporte sous la signature autorisée du Dr Martin, chef de la désinfection de la ville de Paris, un beau travail, qui démontre avec une rigueur scientifique tout à fait remarquable que l'étuve est réellement très difficile à conduire, que l'on ne peut faire fonds sur les résultats à obtenir qu'avec des spécialistes très surveillés (*Revue d'Hygiène* du 20 août 1898). pages 680 à 697. Si l'on veut bien vérifier entre les mains de qui sont les étuves, dans les villes, les lazarets, les hôpitaux ; si l'on enregistre que nulle surveillance n'est organisée sur ce terrain, on n'osera plus, nous pouvons l'espérer, nous opposer, comme étant la perfection, un instrument que ses plus chauds défenseurs démontrent si bien apte à fonctionner en laboratoire plutôt que pratiquement. Le mémoire est muet sur les altérations subies par les matières en expérience ce qui, on en conviendra, n'eut pas été dénué d'intérêt, puisqu'il y a quinze jours, à Toulon, on a brûlé en étuve pour 20.000 fr. de matériel. Voilà donc l'étuve tout au moins suspecte aux gens de science, cela en raison des difficultés théoriques et pratiques dont son usage est entouré. Passons.

La désinfection officielle ne s'occupe pas de ce qui ne saurait être mis en étuve même parfaitement maniée, ainsi que les meubles de bois, les cuirs, fourrures, crins, dentelles, velours, plumes, etc., etc., et pourtant tout cela est sûrement contaminé ; que penser d'un système, qui l'abandonne sans traitement ! et quelle situation pour le médecin qui le constate ! et qui est contraint de le subir !

Je reviens aux applications spéciales de la désinfection en obstétrique !

Pour l'asepsie des médecins, des gardes, nous n'avons rien à ajouter à ce qui est connu, sauf l'emploi d'un savon formolisé, qui mousse même avec l'eau de mer, et qui est en conséquence utilisable avec toutes les eaux. Il tue le bacille presqu'instantanément (staphylocoque et streptocoque).

Pour la parturiente, ou la malade, au lieu de sublimé sur la valeur duquel nous sommes fixés, au lieu d'acide phénique insupportable par son odeur, sa causticité, et les accidents généraux qu'il provoque, au lieu d'acide borique irritant local et nul comme bactéricide, nous conseillons une solution aqueuse de l'un des plus curieux dérivés du formol, insuffisamment défini encore pour être formulé publiquement, et qui est un antiseptique des plus puissants, le plus puissant pourrait-on dire, qui ne sent pas, ne tache pas, et peut s'emporter sous un très petit volume, puisqu'il tue le bacille en moins d'un quart d'heure au 500°, et qu'il l'infertilise à plus de 10.000°. L'occasion a seule empêché qu'il fût essayé à la Maternité de Marseille, ce qui aura lieu au plus tôt, il est employé dans le service des incurables de l'œuvre du Calvaire (1).

Pour les linges, détritus de toutes sortes, nous mettons à la disposition de nos confrères des boîtes stériles au moyen desquelles on peut réaliser l'asepsie par enlèvement, la boîte étant changée tous les jours et ne pouvant être ouverte qu'à l'usine.

Pour les locaux, le formochlorol, intervenant à un litre pour 100 m³, et une durée de contact proportionnée à l'effet à obtenir et aux difficultés à vaincre, confère à notre avis, la plus entière sécurité ; il opère à coup sûr, partout, sur tout, stérilise l'atmosphère, infertilise les parois les plus cachées des chambres, et cela la numérotation des germes aujourd'hui banale permet de le prouver ; laissant tout intact, on peut l'utiliser dans n'importe quel milieu ou quelle circonstance. C'est à lui que l'on doit d'avoir pour la première fois entrevu la possibilité d'une désinfection réelle, honnête, scientifique, dont les reproches qu'on lui fait, ne suffiront pas à éloigner à jamais l'avènement.

Avec lui, sécurité complète, l'immeuble préparé en présence de l'occupant, est par lui fermé à clef, et à la quiétude morale que lui procure la probité professionnelle, et l'intime conviction de ceux qui utilisent les procédés Trillat, s'ajoute la certitude de ne livrer son appartement à personne. Bien manié le formochlorol laisse peu d'odeur, en tous cas, si c'est là le seul grief qui empêche sa généralisation, les bénéfices incomparables que l'on peut retirer de son usage, peuvent le faire tenir pour négligeable.

Si l'on traite, en étuve spéciale, les objets en profondeur, avec le formochlorol, on a des résultats certains re-

(1) Il sera ultérieurement vulgarisé sous le nom d'Aniodol. αν.ιωδης anti-virulent.

latés dans ma communication au Congrès de la tubesculose (*Bulletin médical* du 10 août 1898. Si l'on doutait après cela de la pénétrabilité de l'aldéhyde formique, lire le mémoire du Dr de Rechter publié dans les annales de l'institut Pasteur de juillet.

D'ailleurs le formochlorol a fait ses preuves ; à la Maternité à deux reprises, dans les services hospitaliers, la ville le possède, le service départemental de la désinfection aussi, ce qui établit tout au moins qu'il a été bien étudié par des médecins éminents desquels l'indépendance, n'est égalée que par le talent et qui ont su imposer leur opinion.

Résumé :

La désinfection scientifique est autre que ne le laisserait supposer la pratique superficielle et insuffisante des errements officiels aujourd'hui unanimement discutés ; elle est bien réellement tutélaire et on doit la tenir pour obligatoire au moindre doute, surtout en obstétrique, où chaque sujet devenu foyer, peut infecter toute une population. On peut avoir confiance dans ses procédés, et d'ailleurs nul ne serait désormais qualifié pour soutenir le contraire qui aurait refusé de vérifier nos affirmations, ce en quoi nous nous engageons à aider chacun.

Puisse ce congrès, avoir pour résultat de stimuler la curiosité des uns, de provoquer l'esprit de discussion chez quelques autres, les malades et la société pourront conserver son souvenir avec une gratitude largement justifiée, car il aura fait œuvre utile, et ses effets immédiatement bienfaisants se perpétueront pour le plus grand bien de tous.

M. le professeur Pinard, pour marquer son désir d'aider de tous ses moyens à la manifestation de la vérité quelle qu'elle soit, a bien voulu promettre, en séance, d'expérimenter lui-même à la clinique Baudelocque, le liquide duquel vient d'être parlé.

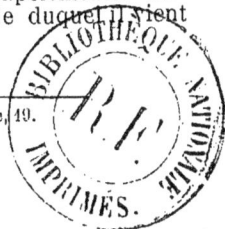

Marseille. — Typ. et Lith. Barlatier, rue Venture, 19.

www.ingramcontent.com/pod-product-compliance
Lightning Source LLC
Chambersburg PA
CBHW050356210326
41520CB00020B/6342